L'INSTITUT BACTÉRIOLOGIQUE

DE LYON

61, Rue Pasteur, et 9, Rue Chevreul

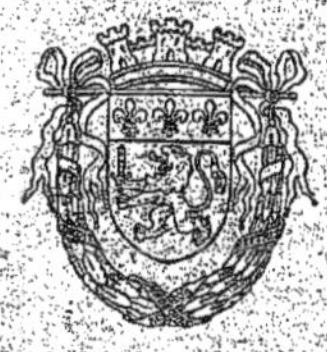

LYON

A. REY, IMPRIMEUR DE L'UNIVERSITÉ

4, RUE GENTIL, 4

1917

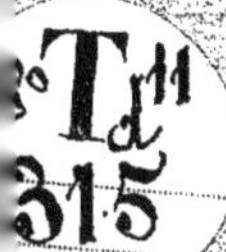

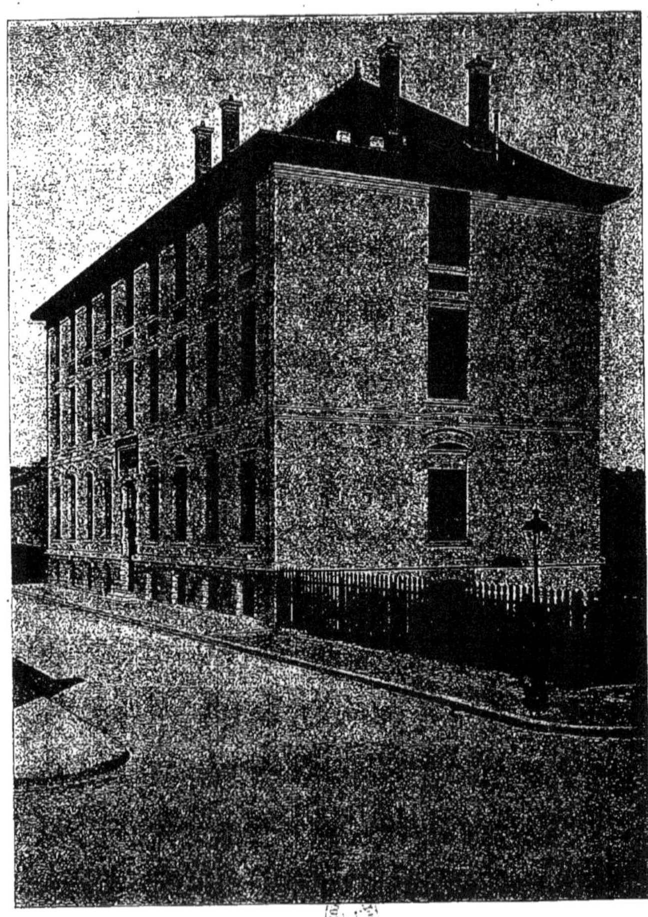

Fig. 1. — Institut bactériologique : vue générale.

ASSOCIATION

RECONNUE D'UTILITÉ PUBLIQUE PAR DÉCRET EN DATE DU 22 JUIN 1903

L'INSTITUT BACTÉRIOLOGIQUE

DE LYON

61, Rue Pasteur, et 9, Rue Chevreul

LYON

A. REY, IMPRIMEUR DE L'UNIVERSITE

4, RUE GENTIL, 4

1917

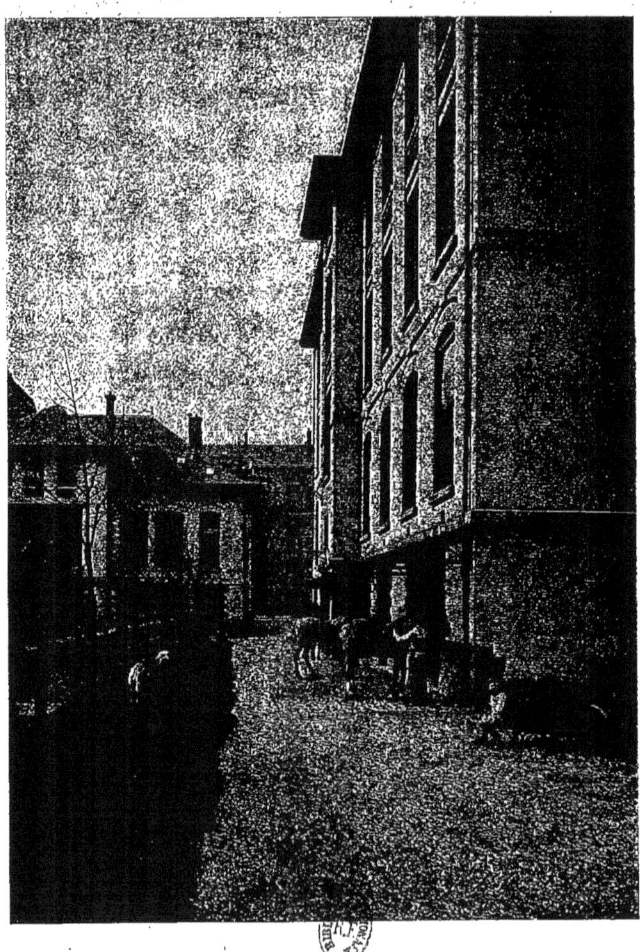

Fig. 2. — Institut bactériologique : cour intérieure.

CONSEIL D'ADMINISTRATION

Membres de droit.

Le Maire de Lyon, *Président* :
M. Ed. HERRIOT.

Le Président du Conseil général du Rhone :
M. CAZENEUVE.

Le Recteur de l'Académie de Lyon :
M. JOUBIN.

Le Doyen de la Faculté de Médecine de Lyon :
M. HUGOUNENQ.

Le Président de la Chambre de Commerce de Lyon :
M. COIGNET.

Le Président du Conseil d'administration des Hospices civils :
M. DIEDERICHS.

Le Directeur de l'Institut Bactériologique :
M. J. COURMONT.

Membres élus.

MM. Andrié, Industriel.
Audiffred, Sénateur de la Loire.
Balleidier, ancien Administrateur des Hospices civils.
Bérard, Professeur à la Faculté de Médecine.
Bertrand (H.), Président de l'Association de la Fabrique lyonnaise.
Cabaud (Charles), Consul de Russie.
Carrier (A.), Président de Chambre à la Cour d'Appel.
Combier, Administrateur du Bureau de Bienfaisance.

MM. Gillet (J.), Industriel.

Isaac (A.), ancien Président de la Chambre de Commerce.

Lesieur, Professeur à la Faculté de Médecine, Directeur du Bureau d'Hygiène de la ville de Lyon.

Lumière (A.), Industriel, ancien Administrateur des Hospices civils.

Lumière (L.), Industriel.

Mangini (M.), Ingénieur.

Martin, Président de la Chambre de Commerce de Tarare.

Mouisset, Médecin honoraire des Hospices civils.

Nicolas, Professeur à la Faculté de Médecine.

Perrin (A.), Président de l'Union des Chambres syndicales.

Pradel (L.), Vice-Président de la Chambre de Commerce de Lyon, ancien Président du Tribunal de Commerce.

Raclet, Président du Conseil d'administration de la Société lyonnaise des Forces motrices du Rhône.

Rogniat (L.), Architecte.

Rosset, Délégué régional de la Société de Secours aux blesses militaires.

Sabran (O.), Administrateur-Directeur de l'hôpital 63, à Saint-Genis-Laval.

Souchon (E.), Industriel.

Vermorel, Sénateur du Rhône.

Vial (J.), Conseiller municipal de Lyon.

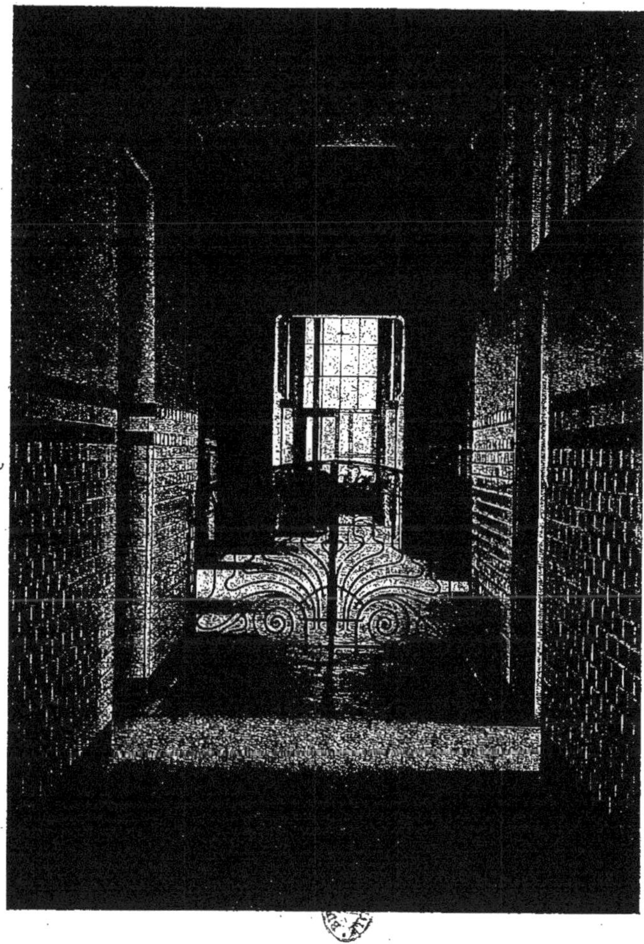

Fig. 3. — Institut bactériologique : vue intérieure.

L'INSTITUT BACTÉRIOLOGIQUE

DE LYON

ASSOCIATION RECONNUE D'UTILITÉ PUBLIQUE

par décret en date du 22 Juin 1903.

LA microbiologie, issue des travaux de Pasteur, est la science qui a trait aux infiniment petits, microbes ou champignons. Par extension, le microbiologiste s'occupe aussi des parasites animaux microscopiques.

Ainsi comprise, la microbiologie comprend l'étude de toutes les maladies infectieuses ou parasitaires de l'homme, des animaux, des plantes, c'est-à-dire la connaisssance des microbes, des champignons, des petits animaux pathogènes, la recherche des moyens scientifiques de diagnostic, la fabrication des vaccins (vaccins antivariolique, antityphoïdique, anticholérique, antipesteux, anticharbonneux, etc.), des sérums thérapeutiques (sérums antitétanique, antidiphtérique, antidysentérique, antiméningococcique, antipesteux, etc.).

Elle englobe ainsi non seulement la pathologie infectieuse ou parasitaire médicale et vétérinaire, mais aussi une grande partie de la pathologie végétale. C'est par centaines de millions qu'on peut chiffrer les pertes annuelles de la

a.

France par suite des maladies de la vigne, du vin, des pommes de terre, des arbres (à fruits ou autres), etc.

Tel est le domaine des microbes *malfaisants*.

Mais, il y a aussi les microbes et champignons *bienfaisants,* qui jouent un rôle primordial dans beaucoup de phénomènes naturels. On sait, depuis Pasteur, que toutes les fermentations, notamment, sont des actes microbiens.

L'Agriculture, l'Industrie, autant que la Médecine, ont un intérêt de premier ordre au développement des sciences microbiologiques.

Le rôle des microbes est immense.

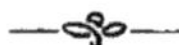

L'Institut Bactériologique de Lyon, destiné à l'étude des microbes, est un établissement analogue aux Instituts Pasteur, de Paris ou de Lille, à l'Institut Bouisson-Bertrand, de Montpellier, à nombre d'Instituts étrangers.

Il a été reconnu d'utilité publique en 1903, sous le titre suivant, qui constitue à lui seul tout un programme : *Association pour favoriser, dans la région lyonnaise, les applications de la Bactériologie à la Médecine, à l'Industrie et à l'Agriculture.*

Il a été fondé, en 1900, par le regretté maître S. Arloing et par le Directeur actuel.

Il est situé à Lyon, 61, rue Pasteur (fig. 1, 2 et 3), et 9, rue Chevreul, dans le quartier universitaire, sur un terrain dont une grande partie a été concédée par la Ville de Lyon. Il a été édifié grâce à des subventions provenant de la Ville de Lyon et du Ministère de l'Intérieur (fonds des jeux) et avec l'aide des donations de philanthropes lyonnais.

L'Institut, complètement indépendant de l'Université et de la Municipalité, est administré par un Conseil, dont on trouvera la composition au début de cette notice. Son Directeur actuel est le Professeur Jules Courmont.

Après seize ans d'existence, à la veille du prodigieux développement économique qui attend Lyon au lendemain de la paix, il est indispensable de jeter un coup d'œil rétrospectif sur l'œuvre réalisée et, plus encore, sur celle qui reste à accomplir. L'Institut Bactériologique doit être à la hauteur de sa tâche et digne de notre Ville.

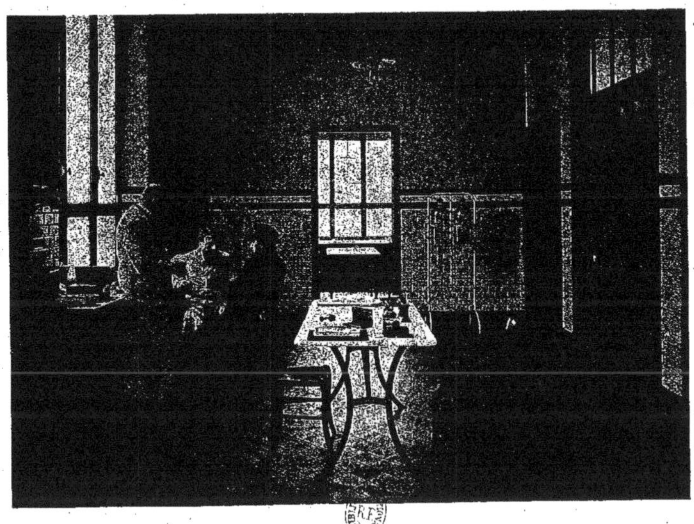

Fig. 4. — Traitement pastorien contre la rage.

1. LE PASSÉ. — LE PRÉSENT

(1900-1916)

MICROBIOLOGIE MÉDICALE

Dès 1900, furent créées les sections du *Traitement anti-rabique*, de la *Fabrication des sérums thérapeutiques* (notamment antitétanique et antidiphtérique), des *Diagnostics bactériologiques*.

En 1905, c'est le *Dispensaire antituberculeux*.

En 1913, deux nouvelles sections furent ouvertes pour l'étude expérimentale du *Cancer* et de la *Syphilis*.

Examinons le rôle joué par chacune d'elles.

I. — Traitement antirabique.

L'Institut applique le traitement pastorien aux personnes mordues par des animaux enragés. Ces personnes proviennent surtout des onze départements suivants : Rhône, Isère, Drôme, Ardèche, Savoie, Haute-Savoie, Ain, Jura, Saône-et-Loire, Loire, Haute-Loire.

Ainsi s'est constitué le plus important centre mondial de traitement pastorien antirabique (fig. 4).

Les Conseils Généraux, la plupart des Municipalités des

grandes villes ont voté une subvention annuelle, pour que les indigents soient traités gratuitement. En outre, une organisation spéciale permet à l'Institut de loger et de nourrir ces indigents pour la somme minime de 2 fr. 30 par jour (avant la guerre), laquelle est remboursée par les Municipalités. Celles-ci évitent, par ce moyen, l'allocation en espèces aux indigents mordus, allocation qui n'était pas toujours employée à se loger et à se nourrir dans de bonnes conditions.

Les personnes non indigentes versent à l'Institut une somme de 50 francs, rétribution bien modeste pour un traitement qui dure de dix-huit à vingt et un jours.

Voici le tableau des traitements effectués depuis la fondation de l'Institut :

Années	Personnes traitées	Morts	Pourcentage de mortalité
1900.	614	2	0,325
1901.	689	1	0,145
1902.	537	1	0,186
1903.	673	0	0,000
1904.	893	0	0,000
1905.	946	1	0,105
1906.	1.023	1	0,097
1907.	692	0	0,000
1908.	552	0	0,000
1909.	531	0	0,000
1910.	566	0	0,000
1911.	409	0	0,000
1912.	605	2	0,330
1913.	459	0	0,000
1914.	264	0	0,000
1915.	433	0	0,000
1916.	1.009	2	0,198
Totaux . . .	10.895	10	0,091

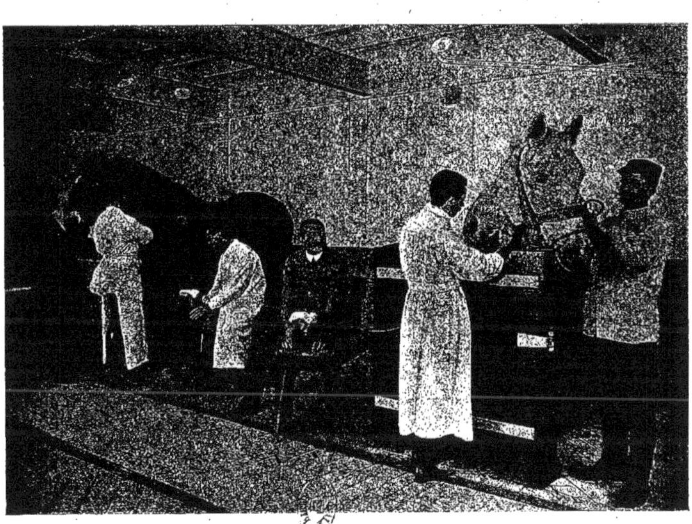

Fig. 5. — Fabrication de sérum : saignée.

Ces résultats sont les meilleurs de tous ceux publiés jusqu'à ce jour.

Les fonctions de Chef de travaux de cette section ont été
confiées successivement à : J. Nicolas (actuellement Professeur à la Faculté) ; Ch. Lesieur (actuellement Professeur
à la Faculté); L. Thévenot (actuellement Professeur agrégé
à la Faculté), Chattot, A. Rochaix.

II. — Fabrication des sérums thérapeutiques.

Dès la découverte des sérums thérapeutiques, mon Maître
S. Arloing, dont j'étais alors le Chef de travaux, avait, grâce
à une subvention des Hospices civils de Lyon, préparé, dans
son laboratoire de la Faculté de Médecine, un certain nombre
de chevaux, pour la fabrication des sérums antidiphtérique,
antitétanique et antistreptococcique (fig. 5 et 6).

En 1900, cette fabrication fut transportée à l'Institut. Un
assez grand nombre de chevaux assurent actuellement la
production des sérums antidiphtérique et antitétanique.

L'Institut est le fournisseur attitré des Hospices civils de
Lyon.

Ce service a été dirigé pendant plusieurs années par le
Professeur agrégé Fernand Arloing ; il est actuellement confié
à M. Durand, Préparateur à la Faculté de Médecine.

Le nombre des flacons de sérum livrés chaque année se
chiffre par milliers.

La fabrication des sérums n'est pas libre. L'Institut a été
autorisé à fabriquer et à vendre, par le Ministre de l'Intérieur,
après avis de l'Académie de Médecine.

III. — Diagnostics bactériologiques.

Le diagnostic bactériologique est indispensable au prati-
cien pour les malades atteints de tuberculose, de diphtérie,
de méningite cérébro-spinale, de fièvre typhoïde, etc.
Cette opération ne peut être utilement pratiquée que dans
des laboratoires bien outillés (fig. 7 et 8), et par des bactériologistes de profession.

L'Institut assure les diagnostics pour les Hospices civils de
Lyon, pour les services d'Hygiène du Département du Rhône,
et pour les médecins praticiens qui lui envoient des produits
à examiner.

Ce service est dirigé par le Professeur Paul Courmont et
par le Dʳ Favre, médecin des Hôpitaux de Lyon.

IV. — Dispensaire antituberculeux.

Le Dispensaire antituberculeux a été fondé en 1905.

Il repose sur le principe de Calmette : assister et traiter le
tuberculeux; prendre toutes les mesures nécessaires pour
que le contagieux ne dissémine pas les germes de la maladie
autour de lui, notamment dans sa famille. En somme :
œuvre de préservation sociale de la tuberculose.

L'organisation du Dispensaire de Lyon n'est pas identique
à celle du Dispensaire E. Roux, de Lille.

Le Dispensaire de Lyon (fig. 9) prend en charge *tous* les
tuberculeux inscrits au Bureau de Bienfaisance de Lyon
ou de Villeurbanne, soit les tuberculeux indigents d'une
agglomération de 600.000 habitants.

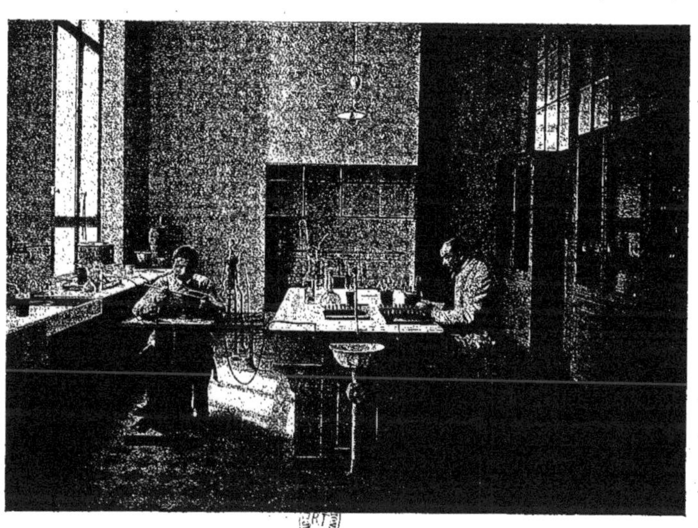

Fig. 6. — Fabrication des sérums : embouteillage des flacons.

Les consultations ont lieu, 9, rue Chevreul (fig. 10), et 3, place Saint-Vincent (cinq consultations par semaine et deux consultations de nourrissons). Deux ouvriers enquêteurs, devenus de véritables moniteurs d'hygiène, et entièrement spécialisés, visitent aussi souvent que possible les tuberculeux à domicile pour les éduquer, les encourager, les assister ; en un mot, pour veiller au traitement du malade et à l'hygiène de la famille.

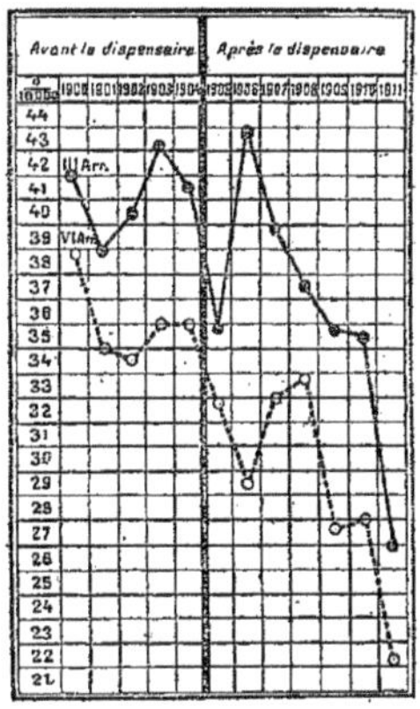

Si le tuberculeux est contagieux (bacilles reconnus dans les crachats après examen), on opère de la façon suivante : obligation de l'usage du crachoir ; lavage du linge au Dispensaire (plus de 20.000 kilogrammes de linge infecté sont ainsi buandés chaque année par nos soins et ne contagionnent plus les blanchisseurs) ; désinfection mensuelle de l'appartement; éloignement des enfants qui sont placés à la campagne ; dons de linge, de literie ; distribution de viande, d'œufs ; bains et douches au Dispensaire, etc., etc.

Diminution de la tuberculose à Lyon (rive gauche du Rhône) depuis la fondation du Dispensaire.

Les deux enquêteurs sont assistés d'un concierge buandier, de deux désinfecteurs de logements et d'un certain nombre de femme lingères.

Les médecins du Dispensaire sont : le Professeur agrégé F. Arloing, le Dr Favre, médecin des Hôpitaux, le Professeur agrégé Thévenot, le Dr Chattot et le D^r Ch. André.

Les résultats obtenus ont été remarquables.

_ Ainsi qu'on peut le voir par le graphique de la page précédente, la tuberculose a considérablement diminué à Lyon depuis la création du Dispensaire. C'est ainsi que, pour ne considérer que la rive gauche du Rhône, c'est-à-dire les quartiers les plus populeux, la mortalité qui était, avant le Dispensaire (1900-1904), de 38 à 43 pour 10.000 habitants, est tombée à 22 et à 27 (1911). Pour l'ensemble de la ville, les chiffres sont les suivants : alors que la population n'était que de 460.000 habitants, en 1900, le nombre des morts par tuberculose était de 1.545 ; en 1911, la population étant de 524.000 habitants, le chiffre des morts par tuberculose est tombé à 1.344. C'est un gain annuel de 201 décès, ce qui représente au moins une diminution de 2.000 malades, malgré une augmentation de 65.000 habitants.

La mortalité est passée de 35,4 pour 10.000 habitants à 26,1, soit une diminution de 9,3 par 10.000 habitants, *soit*, pour 1911, *une diminution d'un quart*.

On peut se figurer l'économie réalisée de ce chef en salaires, en journées d'hôpital, sans parler des souffrances, des angoisses évitées, de la diminution de la contagion, etc. Le Dispensaire antituberculeux, ainsi compris, est le meilleur moyen que permette la législation française actuelle pour lutter contre la tuberculose. Il doit être encouragé par tous les moyens possibles.

Le Dispensaire est un centre de triage pour désigner les tuberculeux à hospitaliser ou à envoyer au Sanatorium.

Le tableau suivant indique, pour l'année 1913, les opérations du Dispensaire :

Nombre de familles assistées.	847
— de tuberculeux contagieux.	248
Décès	81

Guéris ou améliorés. 319
En traitement au 31 décembre 447
Visites des enquêteurs à domicile 2.964
Consultations médicales 8.843
Nourrissons à la consultation. 23
Enfants à la montagne. 30
Bons de viande 13.940
Douzaines d'œufs 813
Vêtements. 199
Désinfection de logements :
    Pendant la vie du tuberculeux 1.572
    Après départ ou décès 162
Linge contagieux buandé au Dispensaire. . . 23.067 kgr.
Bains et douches. 1.342

Le budget du Dispensaire est bien modeste.

En 1913, les *dépenses totales* (personnel, loyer pour la succursale, chauffage, éclairage, eaux, buanderie, viande, œufs, secours, crachoirs, imprimés, frais divers, etc.) se sont élevées à 36.292 francs. Les médicaments (payés par le Bureau de Bienfaisance) et le lait pour les nourrissons (fourni par la Ville de Lyon) ne sont pas comptés dans ces dépenses.

Les *recettes* sont les suivantes :

Subvention de la Ville de Lyon . . . . 16.960 fr.
— du Bureau de Bienfaisance . . . . 10.000 »
— de Villeurbanne . . . . 500 »
Donations particulières . . . . 7.683 »
            Total . . . . 35.145 fr.

Il faudrait pouvoir doubler ce budget.

Le 11 juillet 1916, a été fondé, dans le Rhône, le *Comité départemental pour l'Assistance aux militaires tuberculeux réformés depuis le début de la guerre*. Ce Comité a son siège à l'Institut ; il a confié au Dispensaire antituberculeux la direction de ses opérations d'assistance et d'hygiène. Le budget du Comité est distinct de celui du Dispensaire.

Depuis le 15 avril 1916, la loi Léon Bourgeois permet la création de *Dispensaires d'Hygiène sociale*, en vue de la lutte contre toutes les maladies contagieuses et sociales. En vertu de cette loi, le Dispensaire va se transformer en Dispensaire d'Hygiène sociale pour la Ville de Lyon (tuberculose, syphilis, nourrissons, etc.). Là encore va se poser la question d'argent.

Notre action sera d'autant plus efficace que nos moyens seront plus considérables. Espérons que notre appel sera entendu.

V. — Section anticancéreuse.

La cause immédiate du cancer est encore inconnue. Nous savons cependant inoculer le cancer à certains animaux, et pouvons ainsi étudier expérimentalement la terrible maladie. La voie est tracée pour la découverte d'une méthode de vaccination ou de guérison.

En 1912, grâce aux donations du Ministère de l'Intérieur, de la Ville de Lyon et de quelques philanthropes lyonnais, nous avons pu organiser, à l'Institut, une section expérimentale pour l'étude du cancer (fig. 11). Une petite subvention annuelle provenant des fonds du pari mutuel permettait de travailler.

Le Professeur agrégé Nogier prêtait ses instruments et aussi son concours personnel de physicien expérimenté. Deux de mes élèves, le Dr Contamin (tué à l'ennemi en 1916) et le D^r Ch. André, s'étaient spécialisés dans l'étude du cancer.

Depuis la guerre, la section est fermée, faute de travailleurs et faute de ressources.

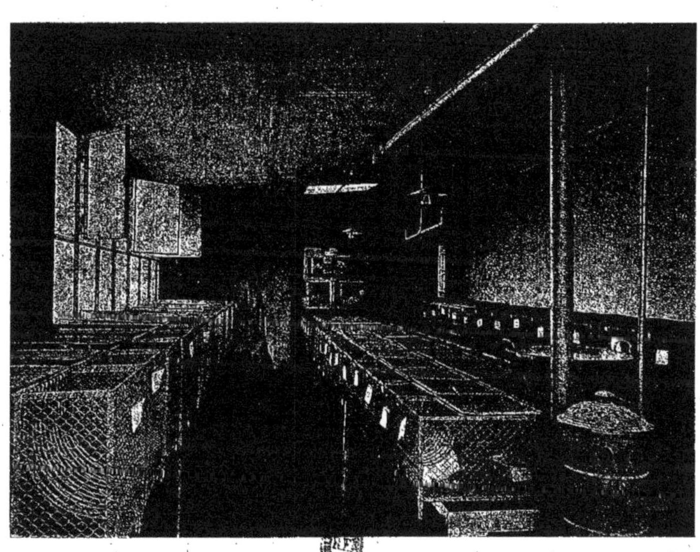

Fig. 7. — Écurie des petits animaux.

Les premières recherches effectuées à Lyon permettaient cependant les plus belles espérances. Contamin, dans une thèse remarquable, avait montré qu'on peut, à l'aide des rayons X convenablement appliqués, guérir le cancer expérimental et vacciner l'animal contre l'inoculation cancéreuse. La voie était ouverte. On pouvait espérer qu'on arriverait à préserver l'homme, au moins des récidives après opération.

Il faut, à tout prix et au plus vite, reprendre et compléter ces expériences. Cela serait possible, même avant la fin de la guerre, si la question d'argent ne se posait pas. Lyon se doit de faire revivre cette section anticancéreuse. Les Instituts qui travaillent dans cette voie ne sont pas nombreux. Presque tous sont richement dotés. Celui de Lyon est plus que pauvre.

N'oublions pas que le cancer est, après la tuberculose, le plus meurtrier des fléaux humains et que *sa fréquence, au lieu de diminuer, augmente*. Le plus petit progrès dans la voie de la lutte anticancéreuse ne saurait être payé trop cher.

Outre le personnel du Laboratoire à appointer, il faut des milliers d'animaux, des instruments délicats et coûteux. *Il faut de l'argent.*

VI. — Section antisyphilitique.

La syphilis est un autre grand fléau, mieux connu, plus évitable que le cancer, mais dont le vaccin reste à découvrir.

Nous avions créé une section de Syphilis expérimentale. Le Professeur Nicolas, le médecin des Hôpitaux Favre, la dirigeaient. Elle est également fermée depuis la guerre. Il faudrait se remettre de suite au travail.

Là aussi les recherches sont coûteuses. Il faut, presque

toujours, opérer sur des singes ; il faut faire de nombreux essais. L'argent est indispensable.

VII. — Résumé des sections actuelles de l'Institut.

En somme, l'Institut a continué à fonctionner depuis la guerre, sauf pour les sections du cancer et de la syphilis. Il a même travaillé de façon très intense, étant devenu le Laboratoire Central de Bactériologie pour la XIVe Région militaire.

Actuellement, le Dispensaire antituberculeux est l'organe du *Comité départemental d'Assistance aux militaires réformés pour Tuberculose.*

VIII. — Budget de l'Institut.

L'Institut est construit en partie sur un terrain concédé par la Ville de Lyon, en partie sur des terrains qui lui appartiennent ; ses bâtiments sont sa propriété.

A titre d'exemple, voici le budget de 1913 :

A. — Recettes.

Recettes ordinaires :

Subventions et traitements payants pour la Section antirabique	27.578 10
Subventions pour les sérums et ventes.	17.446 90
— pour diagnostics et examens payants . . .	1.415 »
— pour le Dispensaire antituberculeux . . .	27.460 »
Dons annuels.	11.093 »
TOTAL.	84.993 »

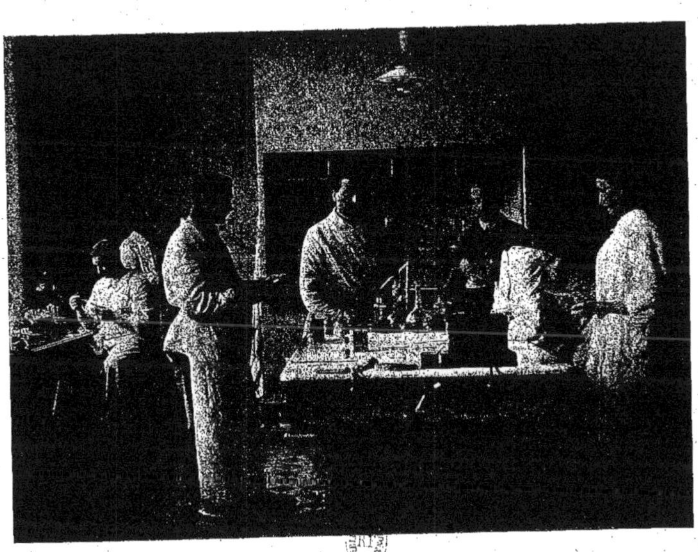

Fig. 8. — Laboratoire de diagnostics bactériologiques.

Recettes extraordinaires :

Ville de Lyon, pour construction des Sections anticancéreuse et antisyphilitique. . . . . 25.000 »
Bienfaiteurs . . . . 12.000 »

                  Total. . . . . . . 37.000 »
    Total général des Recettes. . . . . . . 121.993 »

B. — Dépenses.

Dépenses ordinaires :

Services généraux 5.377 45
Service de l'emprunt[1] . . . . 2.219 »
Dispensaire antituberculeux 36.292 75
Autres Sections (antirabique, des sérums, des diagnostics, etc.) 41.929 20

                  Total. 85.818 40

Dépenses extraordinaires :

Travaux d'aménagement 25.921 09
Achat d'appareils. . . . . 4.000 »
Divers. . . . . 911 »

                  Total. 30.832 09
    Total général des Dépenses. 116.650 49

C. — Balance.

Excédent de Recettes . . . . 5.343 »

IX. — Réflexions.

On ne peut s'empêcher d'être étonné qu'une Institution lyonnaise de cette importance soit aussi mal dotée. Cela tient en grande partie à ce que l'Institut est encore peu

---

[1] Annuité pour l'amortissement d'un emprunt à la Caisse d'Epargne de Lyon.

connu. Ses Directeurs, son Conseil d'administration n'ont pas voulu faire un appel direct au public avant de montrer des résultats. Aujourd'hui, ces derniers sont incontestables pour le traitement antirabique, pour la fabrication des sérums, pour les diagnostics, pour la lutte contre la tuberculose. Le programme est établi pour la lutte contre le cancer et la syphilis. Le Dispensaire antituberculeux est à la veille de se transformer en Dispensaire d'Hygiène sociale. Le moment est venu de dire aux philanthropes de Lyon et de la région du Sud-Est que leur devoir est de soutenir une œuvre aussi éminemment utile.

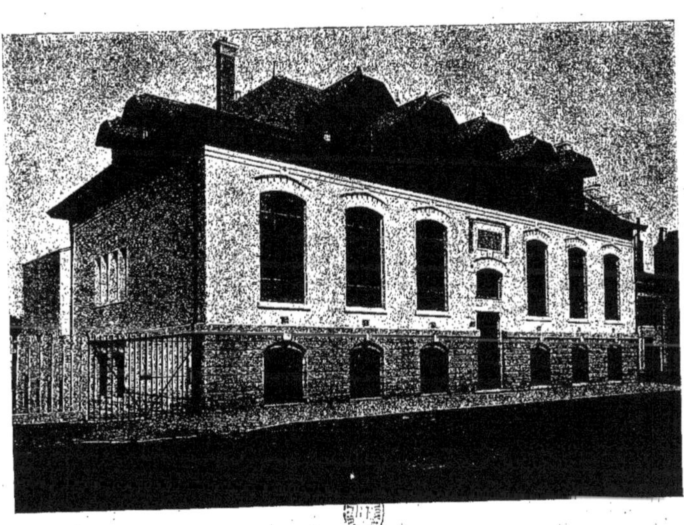

FIG. 9. — DISPENSAIRE ANTITUBERCULEUX.

II. L'AVENIR

L'AVENIR de la Microbiologie médicale est encore rempli d'inconnus et par conséquent de promesses. Nous avons parlé plus haut des sections du Cancer et de la Syphilis et du programme considérable qu'elles avaient à réaliser. Le remède spécifique contre la tuberculose n'existe pas encore. Il en est de même pour la fièvre typhoïde, les septicémies, la pneumonie, etc. Les méthodes de vaccination (contre la fièvre typhoïde, le choléra, la peste, etc.) sont à perfectionner. Le vaccin contre la tuberculose est encore à découvrir, etc.

Le champ d'études reste vaste pour le Médecin bactériologiste.

L'Hygiéniste n'est pas en possession de procédés définitifs de stérilisation des eaux potables, d'épuration des eaux d'égout, de désinfection des objets ou des logements contagieux.

Le Vétérinaire n'est pas moins intéressé que le Médecin aux travaux des bactériologistes. Faut-il rappeler le vaccin

contre le charbon, contre le rouget du porc, le sérum antitétanique, etc.

C'est dire que la Microbiologie médicale est encore presque
à ses débuts, malgré les découvertes brillantes déjà réalisées.
Des laboratoires toujours mieux outillés, toujours mieux
dotés, sont nécessaires dans la patrie de Pasteur et des
maîtres lyonnais Chauveau et S. Arloing. On ne saurait
trop le répéter.

Mais, cette Microbiologie, pour être plus immédiatement
utile à l'homme ou à l'animal, n'est qu'une partie de la
connaissance des microbes ou des champignons. Nous l'avons
dit plus haut. Le rôle de ces infiniment petits est immense
dans la nature.

L'agriculteur, l'industriel ont un intérêt primordial à voir
des bactériologistes se spécialiser dans ces branches d'une
science encore à ses débuts. Le titre de notre Association
« en vue de favoriser les applications de la Bactériologie à la
Médecine, à l'Industrie et à l'Agriculture » montre que les
fondateurs de l'Institut avaient envisagé la Microbiologie
dans toutes ses applications.

Jusqu'à présent, l'Institut n'a pu s'occuper que de Microbiologie médicale. Il est temps de penser à l'Industrie et à
l'Agriculture.

Lyon, au centre de pays de vignobles, Lyon qui va prendre
après la guerre un essor industriel incomparable, Lyon doit
posséder un Institut s'occupant de Microbiologie agricole et
industrielle.

Tout est à créer à ce point de vue.

I. — **Microbiologie agricole.**

La partie agricole du programme de l'Institut n'a pas encore été abordée. Son importance économique est cependant primordiale. Nul n'ignore que les maladies infectieuses ou parasitaires des plantes font perdre, chaque année, des centaines de millions à la France. Rappelons simplement : *les maladies cryptogamiques de la vigne (oïdium, mildiou), des arbres fruitiers, des arbres forestiers, des légumineux, des céréales*, les maladies microbiennes moins connues, telles que les *gommes*, certains tubercules, etc.

N'oublions pas que les engrais n'agissent que grâce aux *microbes nitrificateurs*, aujourd'hui connus, mais encore incomplètement étudiés, et dont les cultures pures, convenablement employées, pourraient multiplier la puissance de certains engrais.

N'oublions pas non plus que, *si la guerre sous-marine nous privait* de l'apport des *nitrates* du Chili ou de la Norvège, c'est à ces microbes nitrificateurs qu'il faudrait s'adresser pour fabriquer des nitrates à bon compte.

II. — **Microbiologie industrielle.**

Cette autre partie de notre programme n'a pas non plus été abordée par l'Institut. On peut dire d'ailleurs qu'elle est à peine ébauchée dans tous les autres établissements similaires.

Bien que la découverte de la Microbiologie par Pasteur ait porté précisément sur les *fermentations microbiennes*, cette fonction des microbes a été relativement peu étudiée, tous les efforts s'étant immédiatement portés sur les microbes ou champignons pathogènes. Il est grand temps de reprendre toutes ces questions; ce serait l'honneur de Lyon d'entrer dans cette voie.

Quel rôle peuvent donc jouer les microbes ou les champignons dans l'Industrie? Un rôle considérable et insoupçonné de la plupart des industriels.

Enumérons d'abord les industries qui touchent à l'agriculture, mais en sont néanmoins distinctes.

Faut-il rappeler ce qu'est devenue la fabrication de la *bière*, depuis les découvertes de Pasteur? La culture et la sélection des levures peuvent être perfectionnées. Le même travail doit être fait pour la fabrication des *vins*, des *cidres*, en un mot de toutes les boissons fermentées qui, actuellement, sont produites de façon empirique. La création d'une section spéciale de *Levures* s'impose donc.

A cette section se rattacherait l'étude plus générale de la *fermentation alcoolique*. On sait déjà que la production de l'alcool peut être grandement améliorée par l'emploi de levures sélectionnées. Des brevets ont même été pris à ce sujet. L'emploi de plus en plus répandu de l'alcool dans l'industrie (industrie chimique, moteurs à explosion, etc.) imposera bientôt la recherche de procédés simples et économiques de fabriquer l'alcool avec toutes les substances susceptibles de le produire. C'est une très grosse question industrielle que celle de la fermentation alcoolique.

L'étude des *ferments acétiques* est presque entièrement à faire.

A côté de la question de la fabrication des boissons fermentées, se place celle des *maladies de ces boissons*. On sait avec

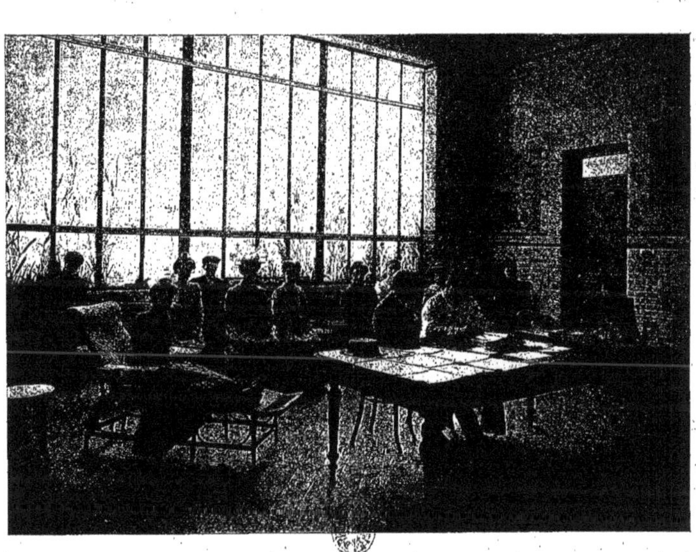

FIG. 10. — DISPENSAIRE ANTITUBERCULEUX : salle d'attente.

quelle facilité s'altèrent les vins, les cidres. Il faudra rechercher avec soin quels sont les microbes ou champignons qui causent ces maladies, si l'on veut les supprimer.

Dans le domaine de l'alimentation, notons les levures utiles, et encore peu étudiées, qui sont à la base de la fabrication du *pain*, de la *choucroute*, etc.

Notons toutes les altérations des produits alimentaires (viandes, fruits, céréales, etc.), que l'on combat, faute de mieux, par le séjour à la glacière.

La fabrication des *fromages* est une opération tout entière sous la dépendance de microbes, qu'il faudra sélectionner avec plus de soin ; de même la fabrication de la crème.

L'*industrie sucrière* doit se défendre contre la fermentation des mélasses. On lui indiquera la manière de s'en préserver.

Quittons le domaine de l'alimentation et abordons celui des autres industries.

L'une d'elles a un intérêt majeur à développer les études microbiologiques : c'est la *tannerie*. Il n'est pas discutable que les microbes jouent un rôle considérable dans la préparation des cuirs. Cette industrie, très empirique, malgré les perfectionnements de ces dernières années, doit devenir scientifique.

J'avais, il y a quelques années, commencé un travail sur la flore des jus tannants ; le temps m'a manqué pour le terminer. Je suis certain, en tout cas, que les tanneurs auront réalisé un sensible progrès le jour où ils connaîtront l'action bienfaisante de certains microorganismes et l'action nuisible de certains autres.

Dans les industries textiles, le *rouissage du chanvre* se fait de façon empirique, faute de connaître les microbes, qui, en réalité, sont seuls en cause. Encore une opération qu'il faut rendre scientifique; elle est entièrement du domaine de la Microbiologie.

Pour la *soie*, je mentionne en passant les maladies du ver à soie, qui rappellent les premiers travaux de Pasteur en Microbiologie, les maladies du mûrier.

On ne sait presque rien sur le rôle des microbes dans la fabrication du *tabac;* ce point a cependant son importance.

Ne serait-il possible de fabriquer des *gaz combustibles* à l'aide de certains microbes? Certainement si, puisque nombre de déchets organiques, provenant de l'agriculture ou de certaines industries, peuvent être transformés par les microbes en gaz des marais, c'est-à-dire en gaz qui entrent pour la plus grande part dans la constitution du gaz d'éclairage.

L'industrie des *parfums* devrait aussi s'orienter dans cette voie. Il serait beaucoup plus facile d'extraire des microbes que des plantes les ferments qui sont à la base de la formation des parfums.

Il n'est pas jusqu'à l'*architecte* qui doive connaître certains microorganismes et les moyens d'en éviter les effets destructeurs. Les bois de construction sont atteints de maladies parasitaires qui ont causé bien des accidents; d'autres matériaux sont également altérés par les microbes.

La fermentation des *matières grasses* est très mal connue; son étude peut réserver des surprises au point de vue industriel, sans parler de l'intérêt qu'il y aurait à préserver ces matières de toute altération.

Il est difficile de dire si la *teinture* et les *apprêts* peuvent utiliser la Microbiologie, étant donné les progrès chimiques réalisés. Cependant, on ne peut s'empêcher de penser que

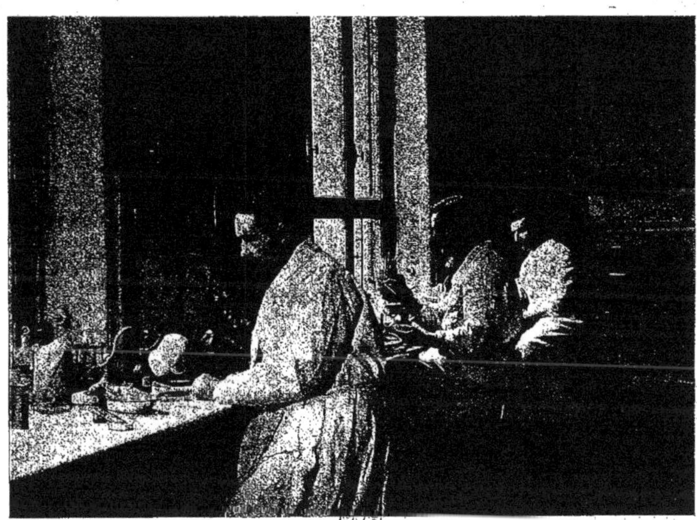

FIG. 11. — LABORATOIRE DU CANCER.

certains microbes sont de merveilleux producteurs de cou-
leurs, que nombre d'entre eux sont des fixateurs de premier
ordre. C'est un côté entièrement nouveau de la question, et
non des moins intéressants.

La propriété principale des microbes est d'agir comme
ferments. Il n'est pas exagéré de penser que, dans ce domaine,
à peine exploré, quantité de fermentations encore inconnues
seraient susceptibles de nombreuses applications industrielles.
L'étude des ferments sera donc au premier plan de la Microbiologie industrielle et en constituera la plus grosse part,
étant donné les découvertes à réaliser.

L'étude des fermentations présente un grand intérêt pour
la production industrielle du *caoutchouc*. La fermentation
spéciale de certains hydrates de carbone permet en effet
d'obtenir la matière première d'un caoutchouc synthétique ; il
suffirait que les rendements fussent plus élevés pour que
la fabrication synthétique du caoutchouc devînt, par cette
voie, pratique et rémunératrice.

D'une façon générale, il faut se souvenir que *la Chimie et
la Microbiologie doivent toujours marcher de pair ;* ce sont
deux sciences sœurs. Pasteur était un chimiste ; c'est l'étude
des processus chimiques qui l'a conduit à découvrir les
microbes. Il est temps de revenir au point de départ de la
Microbiologie, trop délaissée en raison des applications
médicales d'utilité plus immédiate.

*Les microbes réalisent toutes les opérations fondamentales
de la Chimie,* et souvent mieux que les chimistes eux-mêmes.
Ils réduisent, ils oxydent ; ils font de l'analyse ou de la syn-
thèse ; ils sont souvent des fabricants très précis de produits
chimiques, grâce à leur pouvoir de sélection ; ils sont, nous
l'avons dit, les agents de toutes les fermentations. On ne leur

demande pas assez. Actuellement, tout chimiste doit être assisté d'un microbiologiste.

L'Institut de Lyon voudrait entreprendre le plus tôt possible la création de ces multiples sections de Microbiologie industrielle. On peut trouver à Lyon les bactériologistes compétents. Mais, il faut agrandir l'Institut, dont les locaux sont, dès à présent, insuffisants; il faut des ressources annuelles. Le jour où ces moyens de travail nous seront fournis, nous réaliserons la troisième partie du programme de l'Association « pour favoriser dans la région lyonnaise les applications de la Bactériologie... à l'Industrie ».

Professeur J. Courmont,
Directeur de l'Institut Bactériologique.

Lyon. — Imprimerie A. Rey, 4, rue Gentil. — 72663

9 782019 243647